Zuckerfreie Ernährung für Anfänger

Wie Sie Zucker Schritt für Schritt aus Ihrer Ernährung verbannen und langfristig zuckerfrei leben

inkl. der leckersten zuckerfreien Rezepte

Frauke Berghaus

INHALT

Das erwartet Sie in diesem Buch

Sie wollen sich gesünder ernähren, vielleicht sogar ein paar Kilogramm verlieren? Überall kursieren verschiedene Ernährungstrends, einer davon ist die zuckerfreie Ernährung.

Das klingt auf Anhieb erst einmal gesund, aber warum sollte man auf Zucker verzichten? Ist der Körper nicht darauf angewiesen? Verändert sich überhaupt etwas durch Zuckerverzicht? Was kann dann noch gegessen werden? Ist zuckerfreie Ernährung effektiv zur Abnahme von überzähligen Kilogramm? Welche Vor- und Nachteile sind zu beachten?

Hier werden Sie über alle diese Fragen von Beginn an aufgeklärt und erfahren mehr über die verschiedenen Arten von Zucker in Lebensmitteln und die regelrechten Zuckerfallen, die Verarbeitung dieser Nährstoffe im Körper, die Auswirkungen des „Verzichts", den verschiedenen alternativen Produkten und ihren Anwendungen mit praktischen Tipps zum Ausprobieren, viel interessantem Hintergrundwissen, aktuellen Diskussionen und so manch leckerem Rezept.

Was bedeutet zuckerfreie Ernährung?

GIBT ES VERSCHIEDENE ZUCKERARTEN UND WAS GE-SCHIEHT DAMIT IM KÖRPER?

Im Alltag ist oft die Sprache von Fruchtzucker, Haushaltszucker oder Glukose, aber was genau beschreiben diese Wörter: Ist das alles nicht einfach nur Zucker?

Der weithin „bekannteste" beziehungsweise geläufigste Zucker nennt sich Saccharose und wird auch als Haushaltszucker bezeichnet. Ihn findet man heutzutage in allen Produkten als zugesetztes, also nicht natürlich enthaltenes Produkt. Vor allem in den meisten Süßspeisen ist er enthalten. Genauere Beispiele folgen im Verlauf dieses Ratgebers.

Ein weiterer bekannter Zucker ist die Fruktose, besser bekannt als Fruchtzucker.

Dieser befindet sich natürlich in vielen Obstsorten, aber unterschätzter Weise auch in Gemüsesorten, wobei dort der Anteil geringer ist als bei Obst. Auch, wenn weithin gesagt wird, dass Fruchtzucker gesünder sei als normaler Zucker, ist dies nicht so. Zucker wirkt sich besonders stark auf den Blutzuckerspiegel aus. Außerdem schädigen sie die Leber, ohne satt zu machen und Überschüsse werden direkt in Fett umgewandelt.

Diese entstehenden Fettpolster können bei übermäßigem Zuckerverzehr schon bei Kindern zur Bildung einer Fettleber führen, die sich im Verlauf des weiteren Lebens zu schweren Folgeerkrankungen wie Diabetes, Herzkreislauferkrankungen, Schlaganfällen und Adipositas entwickeln kann. Außerdem ist mittlerweile in vielen zuckerarm wirkenden Produkten wie beispielsweise Ketchup neben dem normal enthaltenen Fruchtzucker noch zusätzlicher Zucker hinzugefügt.

Interessant ist dabei vor allem, dass für Fruchtzucker keine Ausweisungspflicht auf den Produkten besteht, was bei Menschen mit einer Fruktose-

Unverträglichkeit beim Einkauf und Verzehr der Produkte zu massiven Problemen gesundheitlicher Art führen kann.

Das heutige Obst enthält mehr Fruktose als früher, da es süßer gezüchtet wird. Früher wurde es als Süßigkeit gegessen. Heute ist z. B. ein Smoothie Trend; in ihm werden viele Früchte verarbeitet. Wird regelmäßig zu diesen Smoothies oder Fruchtsäften gegriffen, traditionell gern jeden Morgen zum Frühstück, wird die Leber mit Zucker überhäuft. Die Leber ist dadurch nicht mehr in der Lage, diesen Zucker komplett abzubauen. Die Folge daraus: Der überschüssige Zucker wird in Fett umgewandelt und siedelt sich um die Organe herum an.

Eine weitere Zuckersorte ist die Glukose, die auch Traubenzucker genannt wird. Diese Art von Zucker geht direkt in das Blut und sorgt für einen schnellen Energiezufluss im Körper, indem sie durch Insulin verarbeitet und somit aufnehmbar wird.

Auch hier wirkt sich überschüssige Energie jedoch negativ aus, weil sie zur Fettbildung verwendet wird und der Insulinspiegel durch den Verzehr von Glukose rapide steigt. Dadurch erhöht sich mit der Zeit der Blutzuckerspiegel genauso stark wie die Insulinausschüttung, wodurch es längerfristig zu einer Unempfindlichkeit kommen kann. Dies bedeutet, dass der Körper resistent gegen Insulin wird und Diabetes Typ 2 die Folge ist, woraus sich erneut Folgeerkrankungen entwickeln können.

Zusätzlich zu den bereits genannten Arten von Zucker gibt es noch die Laktose, besser bekannt als Milchzucker. Dieser ist, wie der Name schon verrät, in allen milchhaltigen Produkten wie Quark, Joghurt und Sahne enthalten (eine Ausnahme stellt Käse dar, weil sich der Laktosegehalt durch den Reifeprozess vermindert). Bei der Verarbeitung wird Laktose im Körper durch das Enzym Laktase in seine Einzelzucker gespalten, da ohne eine Verarbeitung der Laktose Blähungen, Durchfall und Magenkrämpfe auftreten können (dies geschieht bei Menschen mit einer Laktoseunverträglichkeit/-intoleranz). Dass Milch für den Menschen eigentlich kein besonders verträgliches Produkt ist, ist vielen Menschen dabei gar nicht bewusst (Kuhmilch ist für Kälber und Muttermilch ist für Babys, ...).

Außerdem verarbeitet der Körper Kohlenhydrate zu Zucker, da diese im Magen-Darm-Trakt gespalten und für neue Energie für verschiedene Zellen und Muskeln in das Blut transferiert werden. Dabei spielt der Blutzuckerspiegel eine wichtige Rolle, da die Bauchspeicheldrüse diesen misst und nach der Höhe entscheidet, ob Insulin zur weiteren

Aufnahme von Zucker ins Blut oder ob Glukagon für die Mobilisierung der vorhandenen Zuckerreserven benötigt und produziert wird. Eine weitere wichtige Rolle spielt somit die Leber, da sie fast die komplette Menge des Zuckers als Speicher, der durch die Bildung von Glukagon wieder dezimiert werden kann, aufnimmt oder selbst welchen bildet.

Zusammenfassend kann also festgehalten werden, dass es verschiedene Arten von Zucker gibt, die zwar teilweise anders verdaut und verarbeitet werden, letztlich aber alle bei übermäßigem Verzehr zu schwerwiegenden Erkrankungen führen können.

Da der Körper aber durch die eigene Herstellung von Zucker aus beispielsweise Kohlenhydraten bilden kann, ist anderer Zucker eigentlich nicht notwendig und kann für eine gesunde und ausgewogene Ernährung sogar komplett weggelassen werden. Dafür spricht auch die Weltgesundheitsorganisation (WHO), die maximal 50 g freien Zucker (künstlich zugesetzter oder natürlich enthaltener Zucker in Honig, Sirup, Fruchtsäften und Konzentraten) pro Tag empfiehlt, wobei diese eigentlich nicht überschritten werden sollen.

Wenn nun aber Statistiken betrachtet werden, ist schnell ersichtlich, dass die Praxis ganz anders als die Theorie aussieht. Im Schnitt isst jeder

Deutsche/jede Deutsche rund 35 kg Zucker (bezogen auf Haushaltszucker) im Jahr. Das entspricht rund 95 g pro Tag. Hierbei sind die ganzen Lebensmittel, die natürlich Zucker enthalten, noch gar nicht berücksichtigt. Werden diese nun hinzugerechnet, steigt die Grammzahl weit über 100. Aus diesem Grund ist zuckerfreie Ernährung ein guter Schritt, sich vor Folgeerkrankungen wegen übermäßigen Verzehrs von Zucker jeglicher Art zu schützen.

LEBENSMITTELMYTHEN UND ZUCKERFALLEN

Die Frage nach gesunden Lebensmitteln wird in der heutigen Lebensweise immer bedeutender, aber: Was ist wirklich gesund? Zu dieser Frage gibt es viele Mythen, die gesund sein sollen und bei der Gewichtsabnahme helfen würden, aber ist das wirklich so? Was ist mit versteckten Zuckerfallen?

Mit einigen dieser gesund wirkenden Lebensmittel wird nun grundlegend aufgeräumt. Anhand einiger Beispiele, die als gesund erachtet werden, wird dies deutlich.

(Apfel-) Rotkohl, der in vielen Haushalten als gesunde Beilage zu Fleisch auf den Teller kommt, macht den Anfang. Er enthält viel Vitamin C und soll sogar vor Infekten und Tumoren schützen. Allerdings stimmt dies nur bei frischem Rotkohl, da bei der Lagerung im Glas oder in Beuteln viele der guten Inhaltsstoffe verloren gehen. So hat ein 650 g Glas ganze 28 Stück Würfelzucker enthalten, wobei 100 g immer noch 12 Stück enthalten. Daher sollte lieber zu frischem oder notfalls auch tiefgefrorenem Rotkohl gegriffen werden.

Auch Bananen werden meist als sehr gesund gepriesen und werden vor allem von Sportlern bevorzugt, da sie eine Menge an Magnesium, Kalium und Vitamin B6 enthalten. Jedoch sollte jedem dabei auch bewusst sein, dass Bananen zu den Obstsorten mit sehr hohem Fruchtzucker zählen (stellen aber dementsprechend auch einen schnellen Energielieferanten dar). 100 g setzen sich aus bis zu 12 g Zucker zusammen. Zusätzlich kann grob gesagt werden: je gelber die Banane ist, desto höher ist der Fruchtzuckergehalt. Empfehlenswert sind daher die Bananen, die noch ein sehr helles Gelb besitzen. Im Vergleich zu anderen Lebensmitteln muss man die Banane allerdings nicht meiden, sollte aber vielleicht auch nicht jeden Tag eine essen.

Ein weiteres, weithin verkanntes Lebensmittel ist die vor allem bei Kindern sehr beliebte Götterspeise, die durch verschiedene Farben und

Geschmäcker und die wabbelige Konsistenz besticht. Allerdings enthalten 100 g der süßen Sünde ganze acht Würfel an Zucker, die für einen schnell steigenden Insulinwert sorgen. Deshalb sollte Götterspeise nach Möglichkeit lieber vermieden werden.

Erwähnenswert in diesem Zusammenhang ist der Honig. Er gilt als alternatives Süßungsmittel zum Backen und Süßen verschiedener Speisen. Aber auch hier sollte Vorsicht geboten sein, da 100 g Honig zu weit über drei Vierteln aus Zucker bestehen (das entspricht ca. 82 g). Eine gesündere Variante wäre hier Reissirup, da er den Blutzucker nicht so stark anhebt und besser verstoffwechselt werden kann. Beim Kauf sollte darauf geachtet werden, dass der Reissirup als Zutaten nur Reis und Wasser enthält. Manchmal wird ein weiterer Zucker hinzugefügt.

Eine der größten Zuckerfallen ist der Instant-Tee, der sich vor allem im Sommer und beim Campen großer Beliebtheit erfreut. Jedoch besteht dieses Pulver fast ausschließlich aus Zucker (20 g Instant-Tee enthalten 18 g Zucker) und ist somit für eine gesunde Ernährung absolut kontraproduktiv. Deshalb sollte lieber zu ungesüßtem Tee gegriffen werden. Durch das riesige Teesortiment, dass es in

Supermärkten und Teeläden gibt, hat man außerdem eine viel größere Auswahl an Sorten (Früchte, schwarzer/grüner/weißer Tee, Kräutertee, Rooibos, ...) als beim fertigen Instant-Tee.

Nicht unerwähnt bleiben sollte der Ketchup, eine der beliebtesten Soßen zu Bratwürstchen und Pommes. Auch dieser hat sich einen Platz unter den Zuckerfallen gesichert, da neben dem von Natur aus enthaltenen Zucker noch externer Zucker hinzugefügt wird. So enthält ein Liter Ketchup 90 Würfel Zucker.

Fairerweise muss an dieser Stelle festgehalten werden, dass wohl die wenigsten Menschen einen ganzen Liter Ketchup am Tag zu sich nehmen, aber auch, wenn man dies nun auf eine geringere Menge runterrechnet, bleiben auf 100 ml immer noch 9 Stücke an Würfelzucker übrig, die beispielsweise in Verbindung mit fettigen Pommes dann doch ins Gewicht fallen.

Obwohl Gemüse immer als besonders gesund gelten, so gibt es auch hier manche Sorten, die nicht übermäßig verzehrt werden sollten. Dazu gehört unter anderem der Mais. Auch wenn Mais viele Ballaststoffe (unverdauliche Teile der Nahrung, die die Verdauung ankurbeln) enthält und sehr gut als pflanzliche Proteinquelle dienen kann, birgt er einiges an

Zucker in sich (auf 100 g sind das ca. 4 g Zucker).

Selbst wenn sich der Zuckeranteil mit der Lagerzeit in Stärke ändert, so wandelt der Körper diese trotzdem wieder in Zucker für die Energielieferung um. Daher sollte Mais in Maßen und nicht in Massen verzehrt werden, wobei auch hier die frische Variante besser als die aus den Dosen ist.

Als wirklich gesund gilt ebenfalls ein schöner bunter Salat, allerdings wird von vielen unterschätzt, wie sehr das Dressing die gesunde Wirkung des Gemüses beeinträchtigen kann. Die meisten Dressings und Soßen enthalten Zucker. Wer nun unnötige Kalorien mit einer fettreduzierten Variante sparen möchte, tappt leider genau in die Falle. Normalerweise wird das Fett als Geschmacksträger verwendet, wenn dies nun aber reduziert wird, muss ein anderer Bestandteil diesen Part übernehmen. In solch einem Fall wird meist zum Zucker gegriffen, da dieser günstig ist und die Rolle des Fetts übernehmen kann. So wird der Geschmack erhalten und das Fett reduziert, die Kalorienzahl bleibt jedoch gleich, wenn sie nicht sogar steigt. Zwei Esslöffel Salatsoße können in der Tat bis zu zwei Esslöffel Zucker enthalten. Besonders bei Balsamico sollte darauf geachtet werden, dass dort immer (bis auf wenige Ausnahmen) eine Menge Zucker enthalten ist. Daher muss genau überlegt werden, ob sich der Kauf einer fertigen Salatsoße oder eines Dressings lohnt, wenn bei selbst gemachten Soßen exakt darauf geachtet werden kann, was hinzugefügt wird. Hier ein kurzes Beispiel für ein zuckerfreies Salatdressing.

Joghurtdressing

50 g Naturjoghurt (Sojajoghurt)	Joghurt, Öl, Senf und Zitronensaft miteinander vermischen, bis eine cremige Masse entsteht.
1 EL Zitronensaft	
etwas Öl	
0,5 TL Senf	Den Knoblauch pressen und unterrühren. Das Dressing mit Salz, Pfeffer und frischen Kräutern nach Belieben abschmecken und über den Salat verteilen.
1 kleine KnoblauchzeheSalz,	
Pfeffer und frische Kräuter (Schnittlauch, Petersilie, etc.)	

Müsli zum Frühstück gilt als besonders gesund und nahrhaft und bietet somit den perfekten Start in den Tag, aber ist dem wirklich so? Grundsätzlich ist diese Annahme nicht verkehrt, sofern es sich nicht um Schokomüsli handelt. In dieser leckeren Mischung sind auf 100 g bis zu sechs Würfel an Zucker versteckt, die den Blutzucker erhöhen und schnell wieder fallen lassen, wodurch es zu einem kürzeren Sättigungsgefühl kommen kann.

Um dies zu vermeiden, sind Hafermüslis mit Nüssen zu empfehlen, in welche zur Abwechslung auch mal etwas frisches Obst geschnitten werden kann. (Wichtig ist dabei der Unterschied zu Cornflakes, die fast ausschließlich aus Kohlenhydraten und somit Zucker bestehen und eine noch kürzere Phase der Sättigung bieten.)

Sehr beliebt bei Feiern jeglicher Art ist der fröhlich prickelnde Sekt. Er eignet sich gut zum Anstoßen und verleiht einem Anlass den richtigen Start. Was dabei jedoch vollkommen verkannt wird, ist die große Zuckermenge, die er enthält. Für die Herstellung von Sekt werden zunächst Weintrauben zu Wein vergoren.

Dabei bleibt einiges vom Fruchtzucker im Getränk zurück. Bei der Weiterverarbeitung des Weines zum Sekt wird neben Hefe noch zusätzlicher Zucker für die mehrmonatige Lagerung hinzugefügt. Bei dieser zweiten Gärung des Weines entsteht dann die für Sekt typische Kohlensäure. Nach diesem Prozess sind auf 100 ml Sekt ganze 5 g Zucker enthalten.

Um den natürlich enthaltenen Fruchtzucker geht es auch bei dem nächsten Produkt. Von vielen als sehr gesund hochgelobt und geliebt ist der

Smoothie, der ausschließlich aus frischem Obst und Säften zubereitet wird. In den meisten Produkten findet sich zwar tatsächlich kein hinzugefügter Zucker, aber diese frischen Köstlichkeiten sind pure Kalorienbomben, die dem Körper eigentlich nur schaden und ihn nicht unterstützen, wie es eigentlich gedacht wäre. Nun stellen sich bestimmt viele die Frage, wie das denn sein könne, schließlich ist doch nur Obst enthalten, das Vitamine und andere wichtige Nahrungsbestandteile enthält.

Das ist in der Theorie auch richtig, allerdings gehen durch den Mix- beziehungsweise Püriervorgang die guten Ballaststoffe verloren, wodurch der Zucker schneller ins Blut befördert wird. Zusätzlich dazu sind in nur einem einzigen Smoothie so eine hohe Menge an Früchten enthalten, dass man diese kaum „roh" essen könnte.

So bleiben in Smoothies und auch Fruchtsäften vor allem der Zucker von einer hohen Anzahl an verwendetem Obst zurück (auf 100 g sind das rund 7 g Zucker). Möchte man sich also etwas Gutes tun, sollte die Entscheidung lieber zugunsten von frischem Obst statt pürierten Säften und Smoothies fallen, da dieses langsamer verdaut wird und den Blutzucker nicht so hochschnellen lässt. Wie schon zu Beginn erwähnt, sollten Smoothies und Fruchtsäfte kein dauerhaftes Ritual sein. Lieber mal ein Glas als ein ständiger Konsum.

Erwähnenswert in diesem Zusammenhang ist eine Soße zu einem sehr beliebten Essen: die Tomatensoße. Wer nicht gern lange in der Küche steht, alles schnell erledigen muss oder kein Interesse am Kochen hat, der greift gern mal zu einer fertigen Tomatensoße, kocht diese im Topf zeitgleich mit den Nudeln und fertig ist ein schönes Essen. Allerdings tut man sich gesundheitlich absolut nichts Gutes, da schon in einer halben Portion Tomatensoße vier Teelöffel Zucker enthalten sind.

Das mag zwar vielleicht erst einmal nicht sehr hoch klingen, aber in Kombination mit den kohlenhydrathaltigen Nudeln, eventuell noch zusätzlichem Käse und einem Nachschlag, kann so eine Mahlzeit zu einer wahren Kalorienbombe werden. Deshalb lohnt es sich auch hier, doch lieber selbst eine Tomatensoße zu kochen. Mittlerweile gibt es viele einfache und schnelle Rezepte, die sich dafür anbieten würden.

Selbst gemachte Tomatensoße	
3 EL Olivenöl	Zu Beginn die Tomaten in kochendem Wasser blanchieren.
1 große Zwiebel	Währenddessen die Zwiebel

1 – 2 Knoblauch-zehen	schälen und klein schneiden. Den Knoblauch pressen und mit der Zwiebel im Olivenöl anbraten. Die blanchierten Tomaten klein schneiden und in den Topf hinzugeben. Die Kapern und (ganz wichtig) das Kapernwasser einrühren. Die Oliven abgießen und ebenfalls zu den Tomaten geben. Ungefähr 20 – 30 Minuten köcheln lassen. Mit Pfeffer und Salz abschmecken.
1 kg Tomaten	
1 Glas Kapern	
1 kleine Dose Oliven	
Pfeffer und Salz	

Ein letztes, oft unterschätztes Produkt, das hier genannt werden sollte, sind die Weintrauben. Schön saftig und fruchtig werden sie gern pur oder mit Käse als Spieß verzehrt. Doch was steckt alles darin? Trauben enthalten auf 100 g mit ca. 16 g weit mehr als ein Zehntel an Zucker.

Obwohl dieser von Natur aus enthalten ist, sollten Weintrauben tatsächlich nur in Maßen gegessen und können schon fast als Nascherei betrachtet werden. Auch als weiterverarbeitetes Produkt (der Sekt wurde schon thematisiert) bleibt der Zucker in den Weinen zurück. So enthält ein lieblicher Rotwein zwischen 18 und 45 Gramm Zucker pro Liter um als solcher bezeichnet werden zu dürfen. Wer also gern ein Glas Wein trinkt, sollte nach Möglichkeit lieber zu trockenen Sorten greifen.

Zusammenfassend kann hier festgehalten werden, dass es bei den meisten Produkten zur gesünderen Variante gehört, frische Lebensmittel einzukaufen und selbst zu kochen, um den Zuckerfallen und Kalorienbomben in Fertigprodukten jeglicher Art aus dem Weg zu gehen. Zusätzlich schadet es nicht, ab und zu einen Blick auf die Kalorienanzeige und die Inhaltsstoffe verschiedener Produkte zu werfen.

WELCHE (ZUCKERFREIEN) ALTERNATIVEN GIBT ES?

Nachdem nun erklärt wurde, was es alles an Zuckerarten gibt, wo sie überall vorhanden sind und was durch übermäßigen Verzehr alles passieren kann, stellt sich die Frage: Wie kann der Zuckerkonsum reduziert werden, ohne dass ein Gefühl des Verzichts auftritt? Ist das überhaupt möglich?

Mit der fortschreitenden Entwicklung und den neuen Erkenntnissen im Bereich der Ernährung gibt es inzwischen eine Menge vielseitiger Produkte, mit denen man den Haushaltszucker umgehen kann. Die wichtigsten und bekanntesten werden hier kurz vorgestellt:

Stevia ist nun schon seit dem Jahr 2011 als alternatives Süßungsmittel auf dem deutschen Markt zugelassen. Praktischerweise gibt es die fast 300-mal stärkere Süßkraft (im Vergleich zu Zucker) mittlerweile in verschiedenen Varianten wie flüssigem Süßstoff, Süßstofftabletten, Streusüße, in Getränken, in Gummibärchen und weiteren Produkten. Wichtig ist dabei allerdings eine vorsichtige Dosierung, da zu viel Stevia zu einer bitteren Note oder einem Lakritz-artigen Geschmack führen kann.

Zudem ist an Stevia vor allem interessant, dass diese pflanzliche Süße sich kaum auf den Blutzucker auswirkt – ganz im Gegenteil zum herkömmlichen Zucker. Trotz mehrfacher Zweifel wurden bis jetzt auch keine krebserregenden Bestandteile gefunden, sodass Stevia ohne gesundheitliche Bedenken verzehrt werden kann, jedoch sollte auch hier nicht übertrieben werden. Ein weiterer wichtiger Hinweis liegt darin, dass nicht alle Produkte, auf denen Stevia ausgewiesen ist, auch wirklich nur damit gesüßt wurden oder kalorienfrei beziehungsweise reduziert sind. Der genauere Blick auf das Etikett lohnt sich in jedem Fall.

Zu den Zuckeralkoholen gehörend und dadurch als zuckerfreie Alternative zu betrachten, ist der Erythrit. Durch Fermentierung wird mithilfe von bestimmten Pilzen der dem Zucker zum verwechseln ähnlich aussehende Erythrit gewonnen. Die Süßkraft ist jedoch wesentlich geringer mit knapp 70 % im Vergleich zu normalem Zucker. Daher ist die Dosierung in den meisten Rezepten etwas höher.

Das Spannende an Erythrit ist die Tatsache, dass er vom Körper nicht verstoffwechselt werden kann und somit auf 100 g maximal 20 kcal aufweist. Zum Vergleich: 100 g Zucker entsprechen 400 kcal also der 20-fachen Menge. Durch diese niedrigen Werte schlägt Erythrit auch kaum im Blutzuckerspiegel an, sodass er auch bei Diabetes eine gute Zuckeralternative bietet. Allerdings sollte beachtet werden, dass von übermäßigem Verzehr abzuraten ist, da Erythrit, wie auch auf vielen Produktverpackungen erwähnt wird, unter anderem abführend wirken kann oder Bauchkrämpfe auslöst.

Nicht zu vergessen ist eine ähnlich zu verwendende Alternative namens Xylit oder auch Birkenzucker, die ebenfalls zu den Zuckeralkoholen gezählt wird. Auch mit Xylit kann wie mit Zucker gebacken und gekocht werden. Hier liegt das Verhältnis ungefähr bei 1:1. Jedoch beläuft sich der Kalorienanteil mit 240 kcal auf 100 g zwar immer noch weit unter dem von normalem Zucker, dafür aber auch deutlich über dem von Erythrit, wobei es sich hauptsächlich um „gute" Kohlenhydrate handelt, da sie nicht wie der Haushaltszucker den Insulinspiegel steigen lassen.

Daher wurden vor allem in etwas früheren Zeiten viele Lebensmittel für Diabetiker mit Xylit gesüßt, da Zucker noch weitgehend als verboten für Betroffene galt. Mit der medizinischen Entwicklung hat sich dies jedoch wieder gelegt, sodass viele Menschen trotz Diabetes Zucker essen können. Den Namen Birkenzucker hat diese Alternative daher, dass sie vor allem aus der Rinde von Birken extrahiert und in einem industriellen Verfahren zu Xylit verarbeitet wird.

In vielen Zahnpflegekaugummis ist Xylit enthalten, da dieser Bakterien nicht so schnell als Nahrung durch langsame beziehungsweise geringe Verstoffwechselung dienen kann. Auch zum Einkochen von Marmelade, für Desserts, beim Backen und Kochen ist der Birkenzucker ohne Probleme anwendbar, wobei er warm leichter anzuwenden ist, da er sich löst. Trotz all der guten und vielseitigen Eigenschaften sollte auch hier der Verzehr im normalen Rahmen gehalten werden, weil ein überschüssiger

Verzehr durch den schnellen Abbau im Darm abführend wirken kann.

In letzter Zeit ist überall die Rede von sogenanntem Fiber-Sirup, aber was ist das? Dieses Produkt wird aus der Stärke eines pflanzlichen Ballaststoffs namens Isomalt-Oligosaccharid gewonnen. Den Sirup gibt es in zwei Varianten, einer durchsichtigen, die vor allem beim Backen und Süßen von Speisen empfohlen wird, und einer bräunlichen (durch Malzextrakt und Steviosid natürlich gefärbt), die Honig ähneln soll und beispielsweise für Pfannkuchen, Müsli und Eis genutzt werden kann.

Im Vergleich zu Honig (mit 82 g) enthält Fiber-Sirup nur 5 g (bei der dunklen Variante sind es 6 g) natürlichen Zucker auf 100 g und kann ideal für Kuchen, Müsli (-riegel) und Beeren verwendet werden. Hier eine weitere tolle Verwendungsidee:

Zuckerfreies Fruchtgummi

100 g gefrorene Früchte (z. B. Himbeeren etc.)	Die gefrorenen Früchte pürieren. Das Wasser, die gemahlene Gelatine/das Agar-Agar, den Fiber-Sirup und den Zitronensaft dazugeben, verrühren und ohne Klumpen aufkochen. Die Masse in Förmchen
150 ml Wasser	
2 Packungen gemahlene Gelatine (Agar-Agar)	

6 EL Fiber-Sirup 2 Spritzer Zitronensaft	(am besten Silikon) verteilen und kurz abkühlen lassen und dann 2 – 3 Stunden in den Kühlschrank legen.

Ein anderer, sehr neuer und in Deutschland noch nicht besonders bekannter Sirup wird aus der Knolle der Yacon-Pflanze gewonnen und wird folglich Yacon-Sirup genannt. Die Pflanze besteht aus bis zu 90 % gespeichertem Wasser und sieht der Süßkartoffel ähnlich. Sie kann sogar roh gegessen werden und hat einen fruchtig-süßen Geschmack.

Der Herstellungsprozess ist aufgrund des hohen Wassergehalts recht aufwendig, da beim Einkochen sehr vorsichtig gearbeitet werden muss, bis das Wasser sich reduziert und verdampft. Besonders hervorstechend beim Yacon-Sirup ist sein sehr niedriger glykämischer Index (beschreibt die Wirkung von Produkten mit Kohlenhydraten auf den Blutzuckerspiegel) von 1, der nur von Süßstoffen wie Stevia erreicht wird. Für eine bessere Vergleichbarkeit hier ein paar Beispiele: Der normale Haushaltszucker liegt bei einem glykämischen Index von 70 und Ahornsirup ist dem sehr ähnlich mit 65, während Traubenzucker mit 100 weit darüber liegt.

Selbst Kokosblütenzucker kommt mit 35 nicht

in die Nähe der Werte des Yacon-Sirups (alle diese Angaben beziehen sich auf 100 g der Süßungsmittel). Bei den Kalorien schneidet der Sirup allerdings nicht so gut ab, da er nur knapp unter den Werten von Haushaltszucker liegt, wobei einige Kalorien auf unverdauliche Bestandteile zurückzuführen sind, die nach der Verdauung wieder ausgeschieden werden und somit kein Hüftgold provozieren.

Neben diesen ganzen Aspekten regt dieses Süßungsmittel die Verdauung an und ist gut für die Darmflora. Selbst für das Abnehmen kann der Verzehr von Yacon-Sirup durch die anregende Wirkung förderlich sein. Durch den karamelligen Geschmack kann Yacon-Sirup ideal für das Süßen von Desserts, Getränken und Dressings dienen oder als Soße auf Pfannkuchen oder Waffeln verwendet werden. Leider ist zu erwähnen, dass der Preis des Sirups noch sehr hoch ist und für schmale Geldbeutel keine wirkliche Alternative darstellt.

Wenn an Reduzierung oder Verzicht von Zucker gedacht wird, fällt einigen vielleicht der herkömmliche Süßstoff ein. Interessant ist dabei, dass es in Deutschland gleich elf verschiedene für den Markt zugelassene Arten gibt, wovon die Mehrzahl chemisch im Labor aus Reaktionen oder Pflanzen gewonnen wird.

Dazu gehören Saccharin (wurde 1887 entdeckt, ist vor allem in Obst-/Fischkonserven und Light-Getränken enthalten), Aspartam und Aspartam-Acesulfam-Salz (besonders in Desserts, salzigen Snacks und Süßigkeiten enthalten), Advantam (ein recht neuer Stoff, der eine sehr hohe Süßkraft aufweist), Cyclamat (viel in zuckerfreien Marmeladen und Nahrungsergänzungsmitteln zu finden), Sucralose (ähnliche Verwendung wie Cyclamat, hat eine ca. 600-mal stärkere Süßkraft als Haushaltszucker), Thaumatin (ein natürlicher Süßstoff, der aus dem Samen der westafrikanischen Katemfrucht gewonnen wird, besitzt eine ca. 2500-mal stärkere Süße als Haushaltszucker, ähnelt leicht dem Geschmack von Lakritz) und noch einige weitere Stoffe.

Auch hier gibt es zu den verschiedenen Stoffen unterschiedliche empfohlene maximale Mengen am Tag, die nach Möglichkeit für die Gesundheit nicht überschritten werden sollten. Wichtig ist vor allem, dass beachtet werden sollte, welche Auswirkungen Süßstoffe haben können.

Damit gesüßte Lebensmittel schmecken nämlich oftmals süßer als „normale" mit Haushaltszucker, wodurch das Verlangen nach weiteren Süßspeisen, die auch immer süßer sein dürfen, angeregt werden kann. Somit ist es möglich, ganz schnell in einen Teufelskreis aus Süße und versteckten Kalorien zu gelangen, aus dem es immer schwerer wird, sich zu befreien. Im Gegensatz zu den Zuckeraustauschstoffen (damit sind Zuckeralkohole wie Xylit oder Sorbit gemeint) hat ein übermäßiger Verzehr von Süßstoffen keine direkten Auswirkungen auf die Darmaktivität.

Ein erwähnenswerter Zuckeraustauschstoff in diesem Zusammenhang ist Maltit, der sich fast genau wie Haushaltszucker an die Süßrezeptoren der Zunge bindet und dadurch sehr ähnlich schmeckt. Er wird aus Maltose, besser bekannt als Malzzucker, gewonnen und findet vor allem in zuckerfreien Keksen und Kaugummis eine Anwendung. Besonders für Diabetiker ist dieses Süßungsmittel geeignet, da sich Maltose nicht auf den Blutzucker und die Produktion von Insulin auswirkt.

Neben seiner Funktion als Süßungsmittel wird Maltit auch als Konservierungsmittel für Backwaren zum Schutz vor dem Austrocknen oder als Emulgator zum Binden von Soßen und Suppen genutzt. Genau wie bei Xylit sollte jedoch auf die zu verzehrende Menge geachtet werden, da sonst unerwünschte Nebenwirkungen wie Durchfall, Blähungen und Bauchweh auftreten können.

Sehr beliebt als gesündere Variante des Süßens

von Lebensmitteln ist der Reissirup. Aber ist dieser wirklich zuckerfrei? Wenn der Herstellungsprozess betrachtet wird, kann diese Frage beantwortet werden. Der Sirup wird aus gekochtem Reis, versetzt mit Enzymen, durch die die Kohlenhydratverbindung gespalten werden und Zuckermoleküle entstehen, hergestellt.

Dadurch ist in Reissirup nur Glukose enthalten (in Haushaltszucker finden sich Fruktose, also Fruchtzucker, und Glukose oder auch Traubenzucker). Durch den Gewinnungsprozess des Sirups enthält das fertige Produkt jedoch nur noch sehr wenig, wenn nicht sogar kaum Vitamine und Mineralstoffe. Im Vergleich zu Maltit oder Xylit wirkt sich Reissirup jedoch stärker auf den Blutzuckerspiegel aus und stellt eine wahre Kalorienbombe dar. Wer sich nun also zuckerfrei ernähren möchte, sollte Reissirup lieber vermeiden. Einen Vorteil hat er allerdings, da Menschen mit Fruktose-Problemen ohne Sorge zu Reissirup greifen können, da dieser nur aus Glukose besteht.

Bei der Suche nach gesünderen Varianten für Zucker landet man ganz schnell beim Kokosblütenzucker, der durch das Einkochen des Nektars der Blütenstände von Kokosnusspalmen entsteht. Dabei ähnelt der Geschmack ein wenig dem von Karamell oder

Malz. Im Gegensatz zu Haushaltszucker brilliert Kokosblütenzucker durch eine große Menge an enthaltenem Kalium, Eisen und Zink.

Leider gleichen sich die Kalorien dem Haushaltszucker fast an (380 kcal zu 400 kcal auf 100 g) und einer der Hauptbestandteile ist die in größeren Mengen schädliche Fruktose. Somit ist Kokosblütenzucker nicht als gesunde Alternative zu Haushaltszucker geeignet, da er sich in vielen Punkten zu sehr ähnelt beziehungsweise nicht als besser abhebt und bei regelmäßig großen Mengen die Gefahr zu Diabetes und zusätzlichen Kilos genauso fördert.

Zu guter Letzt rückt die Betrachtung des Dattelsirups in das Blickfeld, da er laut vieler kursierender Essenstrends zu gesunder Ernährung dazu gehört. Dieser Sirup birgt einen großen Vorteil: Es ist sehr leicht, Dattelsirup selbst herzustellen (dafür werden nur entsteinte Datteln und Wasser benötigt).

Des Weiteren sind viele Vitalstoffe wie Kalium, Calcium, Magnesium, Eisen, Vitamin C, Vitamin D, Folsäure und andere in Datteln enthalten. Die als gut für die Verdauung geltenden Früchte enthalten viele Ballaststoffe und dienen besonders Ausdauersportlern als hervorragende Energiequelle aufgrund der hohen Anteile an Glukose und Fruktose. Auch die bakterienhemmenden Antioxidantien sprechen für die kleinen Köstlichkeiten. Zudem wird geforscht, ob Datteln vielleicht sogar als Medizin einsetzbar wären, weil sie das Wachstum von manchen Bakterienarten sichtbar verzögern und dies deutlich schneller, als es Manuka-Honig schafft.

Jedoch gibt es auf diesem Gebiet noch keine weitreichenderen Ergebnisse. Neben all diesen positiven Punkten stellt der hohe Anteil an Fruchtzucker allerdings einen negativen Aspekt dar. Dattelsirup, verwendet in kleinen Mengen, ist trotzdem eine wesentlich gesündere Variante zu Haushaltszucker und ist ideal zum Backen und Süßen von Desserts geeignet ist, da er einfach selbst hergestellt werden kann.

Zusammenfassend kann festgehalten werden, dass es eine Vielzahl an alternativen Süßungsmitteln gibt, wobei nicht gleich jede gepriesene Variante auch einen gesundheitlichen Gewinn darstellt. Neben Zuckeraustauschstoffen wie Xylit bieten auch der Zuckeralkohol Erythrit, der Süßstoff Stevia, der Fiber-Sirup und der natürliche Dattelsirup interessante Möglichkeiten, die Ernährung von zuckerhaltig auf zuckerfrei umzustellen oder auch einfach nur zu reduzieren. Dabei sollte jedoch genauso auf die Menge geachtet werden wie bei Haushaltszucker, da übermäßiger Verzehr zu unerwünschten Nebenwirkungen führen kann.

Und was ist zuckerfreie Ernährung?

Nachdem nun sowohl der Zucker als auch die verschiedenen Alternativen ausführlich vorgestellt wurden, stellt sich natürlich die Frage: Was ist zuckerfreie Ernährung?

Die zuckerfreie Ernährung richtet sich, anders als der Name vielleicht andeutet, nicht gegen jegliche Art von Zucker. Das wäre auch ziemlich unmöglich, da fast alle Lebensmittel Kohlenhydrate enthalten, aus denen der Körper Zucker bilden kann, oder wie bei Obst Fruchtzucker. Deshalb ist zuckerfrei vor allem auf den Haushaltszucker bezogen. Somit sollten fertige Produkte aus Kühltheken und auch Backwaren nach Möglichkeit vermieden werden genauso wie Süßigkeiten. Auch wenn die Reduzierung von Kohlenhydraten nicht das direkte Ziel von zuckerfreier Ernährung darstellt, sollte trotzdem darauf geachtet werden, dass beispielsweise Chips neben einem hohen Fettanteil auch eine Menge an Kohlenhydraten, die im Körper wiederum zu Zucker verarbeitet werden, enthalten (auf 100 g sind es 536 kcal mit 35 g Fettanteil und 53 g Kohlenhydraten).

Zu den weiteren zuckerfreien Lebensmitteln gehören Gemüsesorten in den verschiedensten Ausführungen und Fisch- und Fleischprodukte. Zusätzlich können Hülsenfrüchte wie Linsen, Erbsen oder Kichererbsen in den Ernährungsplan aufgenommen werden. Auch Quinoa bietet eine tolle Abwechslung auf dem Teller. Selbst Nüsse und Naturjoghurt können ohne Weiteres gegessen werden genauso wie Obst, wobei einige Sorten wie Kirschen, Weintrauben und Bananen wegen ihres hohen Fruchtzuckergehalts nur in Maßen verzehrt werden sollten.

Sofern das Ziel nicht im Abnehmen, sondern lediglich in einer gesünderen Ernährung liegt, können auch einige Getreidesorten wie Hafer, Dinkel oder Buchweizen (alles möglichst Vollkorn) gegessen

werden. Auch Reis oder Nudeln können im Speiseplan bleiben, jedoch sollten Vollkornsorten bevorzugt werden. Dadurch ist sogar das Essen von Müsli
eine tolle Ergänzung des Speiseplans.

Frühstücks-Müsli

Zutaten für 250 g:

50 g Sonnenblumenkerne

25 g gepuffte Quinoa (oder Dinkel, Amarant)

50 g Mandeln (gestiftet, gehackt, Blättchen)

20 g Leinsamen

50 g Haferflocken

1 TL Zimt

50 g Kokosraspeln

1 Eiweiß

(5 Himbeeren)

Prise Salz

Zubereitung:

Den Ofen auf 120 °C Umluft vorheizen. Falls es Früchtemüsli werden soll, die Himbeeren waschen und in kleine Stücke teilen. Das Eiweiß mit der Prise Salz schaumig schlagen und mit den anderen Zutaten vermengen. Ein Blech mit Backpapier auslegen und die Masse darauf verteilen. 20 – 30 Minuten backen. Danach das Müsli im offenen Ofen abkühlen und trocknen lassen. Luftdicht verschlossen, kann das Müsli bis zu vier Wochen aufbewahrt werden.

Außerdem sollte beachtet werden, dass vor allem in der Anfangsphase (das sind ungefähr die ersten zwei bis drei Wochen) auch der Konsum von Getreideprodukten, Obstsorten und sogar Zuckeraustauschstoffen wie Xylit und Erythrit möglichst gering gehalten werden sollte, damit der Körper die Chance einer Entwöhnung und Rehabilitierung der Geschmackssinne vollziehen kann. Erst wenn der Kreislauf des Heißhungers auf Süßwaren und salzige Snacks einmal durchbrochen wurde, kann sich die mentale Stärke langfristiger dagegen wappnen. Während dieser Phase ist es auch wichtig, viel zu trinken (mindestens zwei Liter sollten am Tag getrunken werden), da der Entzug für Müdigkeit und Kopfschmerzen sorgen kann.

Allgemein kann zusammengefasst werden, dass diese Ernährung einen gesunden Körper mit weniger überschüssigem Fett und gesunden Zähnen (durch den Verzicht auf Zucker kann gleichzeitig Karies verhindert werden) unterstützt und vor vielen Krankheiten, die oft aus dem hohen Zuckerverzehr entstehen, schützt.

UNTERSCHIEDE UND GEMEINSAMKEITEN ZU ANDEREN ERNÄHRUNGSARTEN

Mittlerweile gibt es eine scheinbar endlose Menge an gesunden Ernährungskonzepten und schnell wirkenden Diäten. Aber welche dieser „Trends" helfen wirklich und sorgen für lang anhaltende und gesunde Effekte? Was ist der Unterschied zwischen den ganzen verschiedenen Programmen und wie lassen sich diese voneinander abgrenzen? Im folgenden Abschnitt werden die bekanntesten, beliebtesten und bisher weithin erfolgreichsten Methoden vorgestellt und in Kontrast mit dem Konzept der zuckerfreien Ernährung gesetzt.

So stellt Low Carb ein mittlerweile weitverbreitetes Ernährungskonzept dar. Wie der Name bereits vermuten lässt, ist das Ziel die Reduzierung der Kohlenhydrate auf einen möglichst geringen Grundsatz. Dabei ist es wichtig, eine individuelle Menge zu bestimmen, die täglich an Kohlenhydraten gegessen werden soll, da es so gut wie unmöglich ist, gar keine Kohlenhydrate zu sich zu nehmen (selbst in Gemüse sind Kohlenhydrate enthalten: Eine Gurke enthält auf 100 g ca. 3,6 g).

Um diese Menge zu finden, ist es sinnvoll, vorher festzulegen, wie strikt die Ernährungsumstellung sein soll und was langfristig erreicht werden will. Wer vor allem mehrere Kilogramm abnehmen möchte, sollte eine möglichst geringe Anzahl an täglichen Kohlenhydraten zu sich nehmen (grundsätzlich gilt, dass weniger Kalorien gegessen werden dürfen, als der Körper verbraucht), während der Wunsch nach einer gesünderen Lebensweise mehr Spielraum zulässt. Allerdings sollten zuckerhaltige Produkte, Pasta, Pizza und Backwaren definitiv gemieden werden, weil sie wahre Kohlenhydratbomben sind.

Zu empfehlende Produkte sind Fisch, Fleisch, Milch, Joghurt, Käse und Gemüse. So lassen sich viele Mahlzeiten zubereiten, die eine große Abwechslung auf dem Teller bieten. Somit ist Low Carb sehr ähnlich wie die zuckerfreie Ernährung aufgebaut, wobei sie in gewissen Maßen durch die Minimierung der Kohlenhydrate und nicht nur des Zuckerkonsums strenger ist.

Auf dem Low-Carb-Prinzip aufbauend, gibt es auch die Atkins-Diät. Bei der sollen die Kohlenhydrate ebenfalls extrem rationiert werden, sodass Fett und Proteine als Lieferanten für Energie und Aminosäuren dienen. So wird die Diät in mehrere Etappen gegliedert. Während der zweiwöchigen Einstiegsphase sollen am Tag maximal fünf bis zwanzig

Gramm Kohlenhydrate verzehrt werden, damit der Blutzuckerspiegel sich wieder auf einem niedrigen Level stabilisieren kann.

In den folgenden Phasen wird diese Menge schrittweise erhöht, bis in der vierten und letzten Phase genug Kohlenhydrate gegessen werden können, dass weder zu- noch abgenommen wird. Wichtig bei dieser Ernährung ist zu wissen, dass Atkins vorsieht, dass Nahrungsergänzungsmittel, Vitamine und Mineralstoffe extern zu der Ernährung genommen werden sollen, da diese sonst mangeln würden. Dadurch unterscheidet sich die Atkins-Diät doch stärker von der zuckerfreien Ernährung, da hier sehr streng auf Kohlenhydrate geachtet werden muss und zusätzlich noch Präparate genommen werden müssen, damit der Körper mit allen wichtigen Nährstoffen versorgt wird.

Auch die Dukan-Diät ist in vier Phasen aufgeteilt. Dabei darf zu jeder Zeit so viel gegessen werden, wie man möchte, allerdings nur von den Produkten, die erlaubt sind. In der Angriffsphase, die zehn Tage umfasst, werden nur eiweißreiche und fettarme Produkte wie Fisch, Fleisch, Tofu, magere Milchprodukte und täglich ein Esslöffel Haferkleie für die Verdauung gegessen. Zusätzlich ist ein zwanzig-minütiger Spaziergang Pflicht. In dieser Zeit darf nur gegessen werden, was auf einer Liste mit rund 70 Lebensmitteln aufgelistet ist. Während der Aufbauphase darf das Essen an jedem zweiten Tag mit Gemüse ergänzt werden, wobei auch hier die Sorten vorgeschrieben sind. Dazu kommt eine Erhöhung der Haferflocken auf drei Esslöffel und eine Verlängerung des Spaziergangs um zehn Minuten.

Dies wird so lange fortgesetzt, bis das Wunschgewicht erreicht ist. Im Anschluss folgt die Stabilisierungsphase, die eine individuelle Länge hat (das abgenommene Gewicht mal Zehn ergibt die Tage der Dauer). Dabei dürfen alle Lebensmittel aus der ersten Phase ergänzt mit Gemüse und einem Obst pro Tag gegessen werden. Zusätzlich dürfen zwei Mahlzeiten in der Woche komplett frei verwendet werden, jedoch soll weiterhin ein reiner Eiweißtag erhalten bleiben.

In der letzten Phase soll das Gewicht dauerhaft gehalten werden. Dazu ist das Ziel eine ausgewogene Ernährung mit täglichem Spaziergang und wöchentlich einem Proteintag. Zusammenfassend kann hier festgehalten werden, dass die Dukan-Diät die zuckerfreie Ernährung integriert hat. Allerdings sind hier viele Einschränkungen zu beachten. Außerdem sollte man Fisch und Fleisch nicht abgeneigt sein, da selbst Gemüse vor allem zu Beginn stark rationiert wird.

Eine andere Möglichkeit bietet die Paleo-Ernährung. Diese steht für Steinzeit-Ernährung oder auch Steinzeitdiät (Paleo ist die Kurzform für die Altsteinzeit, die im griechischen Paläolithikum heißt).

Daher wird versucht, sich so zu ernähren, wie es ungefähr zu der Zeit der Altsteinzeit getan wurde. Natürlich ist dies nicht einfach, da sich viele Produkte weiterentwickelt haben und teilweise auch gezüchtet wurden und das Leben von damals nicht genau nachempfunden werden kann. So werden Fleischprodukte aus Weidehaltung oder von Bio-Bauernhöfen und Fische aus Wildfang empfohlen. Auch Eier aus Freilandhaltung entsprechen der Paleo-Ernährung. Gemüse und Wurzeln sind in vielfältiger Form in den Ernährungsplan aufnehmbar.

Genauso kann Obst gegessen werden, wobei auch hier die Empfehlung gegeben wird, dass für das Abnehmen der Konsum eingeschränkt werden sollte. Außerdem werden hochwertige Fette und Öle wie kalt gepresstes natives Olivenöl, Kokosöl oder Avocado-Öl empfohlen. Selbst Nüsse und Samen können in Maßen gegessen werden genauso wie Kräuter (z. B. Petersilie) und Gewürze (beispielsweise Oregano, Kardamom oder Gewürznelken).

Zusätzlich sollten Getränke auf Wasser,

ungesüßten Tee, Kaffee und Nussmilch beschränkt werden. Dadurch unterscheidet sich die Paleo-Ernährung nur in gewissem Maße von der zuckerfreien Ernährung, da in der Steinzeit mit großer Sicherheit die Produkte noch nicht mit Zucker verarbeitet wurden.

Die DASH-Diät (Abkürzung für Dietary Approaches to Stop Hypertension) soll gegen den Bluthochdruck wirken und das Risiko für Herzinfarkte und Schlaganfälle mindern. Interessant bei dieser Methode ist, dass das Ziel nicht die Reduktion des Körperfetts, sondern die Senkung von Bluthochdruck ist und das Abnehmen nur eine Art netten Nebeneffekt darstellt.

Bei einer Studie wurde bereits bewiesen, dass dieses Ziel mithilfe der DASH-Diät umsetzbar ist, da die Probanden innerhalb von vier Wochen nur durch die Umstellung der Ernährung zwei Drittel der gewünschten Abnahme des Blutdrucks erreichten (Durchschnittlich lag der Blutdruck bei über 150 mm Hg und sollte den unkritischen Wert von 135 mm Hg erzielen. Bis zu 9 mm Hg weniger erreichten die Teilnehmer.). Dabei ist diese Diät sehr Pflanzenbezogen, sodass viel Obst, Gemüse und Vollkorn (-produkte) sowie kleine Mengen von magerem Fleisch und Fisch verzehrt werden.

Alle anderen Lebensmittel werden stark

reduziert bis ganz vermieden. Besonders Hülsenfrüchte, Kartoffeln, Roggen, Dinkel und Vollkornreis
dienen als Energiequellen im Essverhalten. Zusätzlich wird sehr auf den Verzehr von maximal einem
Teelöffel Salz geachtet. Dadurch gewöhnt sich der
Körper wieder an natürlichere Umstände und passt
sich mit dem Geschmack an, sodass die geringe
Menge an Salz nicht zu ungewürzt schmeckendem
Essen führt.

Damit hebt sich die DASH-Diät tatsächlich etwas
weiter von der zuckerfreien Ernährung ab, da nicht
auf Kohlenhydrate oder den direkten Zuckerkonsum
geachtet und das Salz vermieden wird, gleichzeitig
aber auch auf die „besseren" Lebensmittel wie Vollkorn, Gemüse und Obst zurückgegriffen wird.

Das Pendant zur Low-Carb-Ernährung nennt
sich Low-Fat (30). Dabei ist das Ziel, das Gewicht
durch die drastische Reduzierung von Fett auf ca. 60
g pro Tag zu dezimieren (bei der strengen Variante
30 sind nur 30 g Fett am Tag erlaubt).

Das Wichtigste hierbei ist die Selbstregulierung
des Essverhaltens, da nur bei Hunger gegessen werden soll, bis man satt ist, und den Fettanteil auf 30 %
der Tagesenergie beschränkt. So können vor allem
Gemüse, Obst, mageres Fleisch, Kartoffeln, Reis,
Pasta und fettreduzierte Milchprodukte auf den

Teller gelangen. Außerdem sind „Ausrutscher" von beispielsweise einem Stück Sahnetorte durchaus zu verzeihen. Zu beachten ist bei dieser Ernährungsweise allerdings, dass durch den Verzicht von mehrfach ungesättigten Fettsäuren durch Fisch- und Pflanzenöle eine negative Auswirkung auf die Blutfettwerte entstehen kann. Deshalb finden sich tatsächlich einige gegenteilige Aspekte zur zuckerfreien Ernährung, da bei Low-Fat viele Kohlenhydrate gegessen werden können und nicht explizit auf die Vermeidung von zuckerhaltigen Lebensmitteln geachtet wird.

Eine andere Herangehensweise bietet die Volumetrics-Diät. Dabei soll auf das Volumen von Lebensmitteln geachtet werden, um so das Sättigungsgefühl und den Hunger zu regulieren und überzählige Kilogramm zu verlieren. Deshalb gehören Obst, Gemüse und Lebensmittel mit vielen Ballaststoffen und Wasser in den Speiseplan, da sie den Magen gut füllen, ohne zu viele Kalorien mit sich zu bringen. Dazu soll viel Wasser getrunken werden, da es die gesündeste und kalorienfreie Variante ist, den Magen besonders vor dem Essen zu füllen. Somit unterscheidet sich diese Diät neben der Herangehensweise auch darin, dass Zucker und Kohlenhydrate nicht im Allgemeinen vermieden werden.

Gemüse Risotto

Zutaten für 2 Portionen:

500 ml Gemüsebrühe

1 Stange Lauch

2 Karotten

1 Zwiebel

1 Knoblauchzehe

1 Dose Mais

80 g Reisflocken

60 g Parmesan

1 EL Rapsöl

Salz und Pfeffer

Zubereitung:

400 ml der Gemüsebrühe in einem Topf kochen und darin die Reisflocken garen. In der Zeit den Lauch waschen und die Karotten schälen, dann den Lauch fein schneiden und die Karotten raspeln. Nun die Zwiebel und den Knoblauch schälen und klein schneiden. Diese mit dem Öl in einer Pfanne anbraten. Den Mais abtropfen und mit dem geschnittenen Gemüse in die Pfanne geben. Nach ca. drei Minuten die restliche Gemüsebrühe dazu geben und köcheln lassen, bis diese Verdampft ist. Mit Salz und Pfeffer würzen. Den Parmesan reiben und 40 g unter das Gemüse heben. Dieses

> verdeckt ziehen lassen und dann mit dem übrigen Parmesan bestreuen.

Die letzte hier genannte Ernährungsmethode ist die Mittelmeer-Diät. Im Vordergrund stehen die Esskultur und das Verhalten des Mittelmeerraums. Somit kommen frisches Gemüse, Nüsse, Fisch und Olivenöl auf den Teller. Einen großen Teil macht auch die Umstellung des Essens zu einem bewussten Wahrnehmen aus, weil das Sättigungsgefühl wiedererlangt und das schnelle Hinunterschlingen zwischendurch abgewöhnt werden soll.

So soll auch das Gefühl für gesunde Produkte gesteigert werden. Durch das Verzichten auf rotes Fleisch und fettige Milchprodukte sind viele gemeinsame Aspekte zu der Low-Fat-Ernährung wiederzufinden, aber auch die zuckerfreie Ernährung steckt zum Teil in dieser Diät, weil wieder natürlich gegessen werden soll und dadurch der Konsum von Zucker definitiv reduziert wird.

Erfahrungen mit zuckerfreier Ernährung

W er sich nun unsicher ist, welche Diät oder welche Ernährungsumstellung die Richtige ist, braucht sich keine Sorgen zu machen. Das Prinzip hinter all diesen Möglichkeiten ist eine gesunde und ausgewogene Ernährung, die im besten Fall noch gegen überzählige Kilogramm wirkt.

Grundsätzlich bietet eine Umstellung auf zuckerfreie Ernährung somit jedem eine gute Lösung, da Haushaltszucker im Allgemeinen nicht gut für

den Körper ist und im Gehirn einen ähnlichen Sucht-
faktor wie Drogen auslöst. So wird von vielen Menschen, die sich der Umstellung angenommen haben,
berichtet, dass der Beginn in den ersten zehn bis
vierzehn Tagen nicht gerade leicht ist. Schlechte
Laune, Müdigkeit und leichte Schwächegefühle können als Reaktion auf die Umstellung in Erscheinung
treten.

Der Körper schreit in manchen Momenten regelrecht nach Zucker, ohne dass er ihn wirklich benötigt. In diesen Momenten heißt es dann, Geduld zu
bewahren. Es ist dabei wichtig, Durchhaltevermö-
gen und Stärke zu zeigen. Wer diese Phase des „kal-
ten" Entzugs strukturiert und ehrlich durchzuziehen
vermag, ist danach nicht nur stolz auf sich, sondern
kann in der Regel auch schon erste positive Auswirkungen auf der Waage erkennen.

Die Entzugserscheinungen verschwinden dann
in der Regel recht bald, sodass sich Heißhungerattacken immer weiter dezimieren und es leichter fallen
sollte, nur Produkte, die sich gut in die zuckerfreie
Ernährung einfügen, zu verzehren. Vor allem in diesen ersten Wochen sollte nach Möglichkeit ein strik-
ter Schnitt vollzogen werden, damit sich der Körper
einmal komplett entwöhnt und das starke Begehren
nach immer süßeren Lebensmitteln verliert.

In diesem Zusammenhang ist es sinnvoll, zunächst auch auf alternative Süßungsmittel wie Stevia, Xylit und Erythrit zu verzichten, da diese vom Geschmack her dem Gehirn vermitteln, dass Zucker gegessen wird, der Körper aber sofort feststellt, dass ihm kein Zucker zugeführt wird und nach mehr verlangt. Somit kann eine Art kaum stillbarer Hunger entstehen. Deshalb ist dieser klare Schnitt sehr zu empfehlen.

Nach mehreren Wochen lassen sich dann weitere Dinge beobachten, die aus der Umstellung auf zuckerfreie Ernährung resultieren. So kann zum Beispiel das Schlafverhalten wesentlich an Ruhe gewinnen, da der Körper nicht so extrem mit der Produktion von Insulin und der Regulierung des Blutzuckerspiegels beschäftigt ist.

Dadurch beruhigt sich die gesamte Verdauung und gönnt dem Körper etwas mehr Ruhe und Ausgeglichenheit. Weniger Schlafstörungen wirken sich dabei natürlich positiv auf den ganzen Körper und die eigene Stimmung aus. Davon abgesehen, ist ein regelmäßiger und erholsamer Schlafrhythmus sehr zu empfehlen, weil sich Müdigkeit negativ auf das Essverhalten auswirkt.

So kann Müdigkeit dieselben Rezeptoren anregen, die auch von Cannabis angesprochen werden und für erhöhten Appetit sorgen. Selbst das Sätti-gungsgefühl sinkt durch das Müde-Sein, da der Kör-per mithilfe der erhöhten Nahrungsaufnahme das entstandene Defizit an Energie auszugleichen ver-sucht. Zusätzlich befindet sich auch das Belohnungs-system bei müden Menschen in einem Durcheinan-der, weshalb schneller zu Süßigkeiten und salzigen Snacks gegriffen wird.

Diese Folgen wurden auch in einer kleinen Stu-die mit vierzehn Teilnehmern dokumentiert, an der die Probanden vier Tage mit einem gesunden Schlaf-rhythmus von achteinhalb Stunden die Nacht ver-brachten und die folgenden vier Tage wurden die Nächte drastisch verkürzt. Wer also abnehmen möchte, sollte definitiv versuchen, auch in stressigen Tagen genug Schlaf zu bekommen.

Eine weitere Folge dieser Ernährungsumstel-lung lässt sich am Hautbild entdecken. Schon nach einer Weile beruhigt dieses sich nämlich. Es entste-hen weniger Pickel, trockene Stellen lassen sich leichter behandeln und auch das oft auftretende Glänzen kann sich minimieren. Das alles liegt vor al-lem an der Talgproduktion, die durch weniger Zu-cker (oder allgemein Kohlenhydraten) minimiert werden kann. Somit wird deutlich, was das Essen von zuckerhaltigen beziehungsweise allgemein ungesunden Nahrungsmitteln neben zusätzlichen Kilogramm alles im Körper „anstellt".

Auch, wenn es in der Anfangsphase während des Verzichts nicht so wirkt, erlangt man durch die Umstellung auf gesunde zuckerfreie Kost eine energiegeladene Grundstimmung. Durch den deutlich konstant gehaltenen Blutzuckerspiegel wird der Körper keinen Hoch- und Tiefschwankungen mehr ausgesetzt, in denen es entweder zu extremer Müdigkeit oder übersprießender Energie kommt. Deshalb kann über den gesamten Tag eine gleichmäßige Produktivitätsrate erzielt werden, wobei das natürlich auch mit jedem Menschen und dessen Konzentrationsspanne variiert. So hilft die Änderung zu zuckerfreier Ernährung auch für das allgemeine Körpergefühl, da man sich durch die konstante Energie fit und agil fühlt, was bei vielen zu mehr Motivation führt.

Sehr häufig wird von einer starken Veränderung des Geschmackssinns gesprochen. Durch das Essen von natürlichen, gesunden und zuckerfreien Produkten wird dem Körper der unnatürliche Pegel des hohen Zuckeranteils im Essen abgewöhnt. Die Folge daraus ist, dass alles einen viel intensiveren Geschmack hat und einem wieder Produkte schmecken, die vorher als sauer oder bitter befunden und aus dem alltäglichen Essverhalten gestrichen wurden.

Aber auch der Geschmack von Obst wird anders wahrgenommen: „Ich habe seit Beginn meiner Essensumstellung auf zuckerfreie Produkte zunächst kaum Obst gegessen, um einmal alles herunterzufahren. Da der Sommer aber immer näher rückte und das Sortiment im Supermarkt immer vielfältiger wurde, hatte ich mir eine Schale mit Erdbeeren gekauft.

Ab dem ersten Bissen war ich im siebten Himmel. Die Erdbeeren waren eine pure Geschmacksexplosion in meinem Mund. Absolut fruchtig und süß!" Was aber noch viel erstaunlicher ist, ist der Geschmackswechsel gegenüber Gemüse. Wo Gurken „früher" noch neutral und Tomaten sauer geschmeckt haben, werden diese regelrecht süßlich. (Besonders die kleinen Roma-Tomaten bieten somit einen wunderbaren Snack für zwischendurch.)

Auch für diejenigen, die vor allem durch zuckerfreie Ernährung abnehmen möchten, gibt es eine gute Nachricht: „Bloß durch die Ernährungsumstellung habe ich ohne extra Sport knapp 10 kg in nur 10 Wochen geschafft!" Jedoch gelingt dies vor allem nur durch den extremen Bruch mit zuckerhaltigen Waren, sodass man sich der Phase des Entzugs stellen muss. Sobald diese aber überwunden ist, kann man meist direkt die Ergebnisse auf der Waage sehen. Dabei ist es fast erschreckend, was die reine Umstellung schon bewirken kann. Wer nun seinen Alltag noch mit regelmäßigem Sport und viel Bewegung im Allgemeinen ergänzt, kann definitiv noch weitere Kilogramm verlieren, ohne Angst vor einem Jo-Jo-Effekt in Bezug auf die Ernährung haben zu müssen.

Jedoch sollte nach Möglichkeit wirklich darauf geachtet werden, sich nicht regelmäßig etwas zu „gönnen", da der Körper erst nach mehr als zwei Jahren wirklich von dem Verlangen nach Zucker nicht mehr sofort beeinträchtigt ist. Vorher kann ein Rückfall schneller passieren, da das Gehirn noch genau weiß, wie gut Schokoriegel, Kekse und Kuchen schmecken.

Tipps und Tricks für den Alltag

Auch, wenn nun viel über die Ernährungsumstellung auf zuckerfreie Produkte erklärt wurde, so ist es eine Sache, die Theorie zu kennen, aber leider eine ganze andere, sie auch im Alltag für sich selbst umzusetzen. Deshalb folgen nun ein paar Tipps und Ratschläge, worauf geachtet werden sollte, was bei Heißhungerattacken gegessen werden kann und ein paar tolle Rezepte zum direkten Anwenden des neu erworbenen Wissens.

Wem die Reduzierung von Obst sehr schwerfällt, der kann nun vielleicht etwas aufatmen. Nur weil in Obst teilweise sehr viel Fruchtzucker ist, muss nicht komplett darauf verzichtet werden. Heidelbeeren (42 kcal pro 100 g) und Himbeeren (52 kcal auf 100 g) können beispielsweise sehr gut gegessen werden. In Heidelbeeren sind vergleichsweise viele gute Stoffe wie Vitamin C, Kalium, Folsäure, Eisen und Zink. Aber auch die Polyphenole (Gerb-/Pflanzenfarbstoffe) sind nicht zu verkennen, da sie gegen Entzündungen arbeiten und das Immunsystem kräftigen. Ferner haben die Himbeeren tolle Inhaltsstoffe wie Eisen, Magnesium, Kalium, Kalzium oder Mangan. Zusätzlich sind die Antioxidantien und Flavonoide (Farbstoffe) gut für die Gesundheit und die Ballaststoffe für eine angeregte Verdauung.

Neben diesen beiden Obstsorten lassen sich ebenfalls andere Beeren wie Johannisbeeren oder Stachelbeeren für etwas Abwechslung in den Ernährungsplan aufnehmen. Gerade im Sommer, wo das Obst an jeder Ecke verlockt, können auch Melonen (z. B. Wassermelone mit 39 kcal auf 100 g) und Kirschen ein echtes Highlight darstellen, wobei besonders bei Kirschen nicht zu viel gegessen werden sollte, da sie viel Zucker enthalten (65 kcal bei Süßkirschen [14 g Kohlenhydrate] und 53 kcal bei Sauerkirschen [10 g Kohlenhydrate] pro 100 g). Somit stellt Obst definitiv kein Tabu dar, sollte aber wegen des Fruchtzuckers auch nicht in Massen verzehrt werden.

Auf den Snack für den Film am Abend muss nicht verzichtet werden. Eine Handvoll Nüsse bietet eine großartige Möglichkeit zum Knabbern. Die verschiedenen Sorten gibt es als Mischung, allein, mit Salz, mit Paprika, etc. So hat man eine große Auswahl und kann individuell nach seinen Vorlieben aussuchen. „Mittlerweile haben wir bestimmt fünf verschieden Sorten an Nusspackungen zu Hause liegen, von Studentenfutter bis zu einem gesalzenen und gerösteten Mix. So findet jeder in der Familie etwas, worauf er gerade Lust hat." Durch den hohen Fettanteil der Nüsse (wobei es sich hier um gutes Fett handelt) sollte jedoch auf die Menge geachtet werden, eine Handvoll wäre die ideale Menge.

Dabei sind einige Arten besonders hervorzuheben: Die Macadamia wird weithin als Königin der Nüsse bezeichnet. Der beinahe buttrige Geschmack kommt durch die vielen ungesättigten Fettsäuren und sorgt für einen gesunden und köstlichen Snack. Zu beachten ist nur, dass Macadamia mit knapp 690 kcal auf 100 g sehr fettig sind.

Die nächste nennenswerte Nuss ist die Mandel. Sie enthält viele Ballaststoffe, Polyphenole und ungesättigte Fettsäuren. Diese Mischung kann das Herz schützen, Hautalterung vorbeugen (bei regelmäßigem Verzehr) und hilft bei Muskelkater. Deshalb empfiehlt die Deutsche Gesellschaft für Ernährung einen täglichen Verzehr von Mandeln (ca. eine Handvoll). Auch Walnüsse sind nicht zu verkennen, da sie mittels der ungesättigten Fettsäuren die Entwicklung des Gehirns unterstützen und durch die Mischung aus Antioxidantien und Omega-3-Fettsäuren sogar das Herz unterstützen und somit die Gefahr eines Herzinfarkts senken.

Interessant ist auch die Tatsache, dass Erdnüsse eigentlich gar nicht zu den Nüssen, sondern zu den Hülsenfrüchten gehören. Durch die wesentlich weniger enthaltenen Omega-3-Fettsäuren gelten Erdnüsse nicht als gesund, zumal sie in der gerösteten und gesalzenen Variante mehr Kalorien mit sich bringen, als sie eine positive Wirkung auf den Körper haben.

Vor allem zwischen Mittag- und Abendessen liegt ein längerer Zeitraum, in dem oft ein kleiner Hunger aufkommt, der gern mit Keksen oder Fertigprodukten als Snack gefüllt wird. Dem nachzugehen, sollte vermieden werden. Ein Snack aus Gemüse stellt eine tolle Variante einer Vesper dar. Für den kleinen Appetit zwischendurch kann ohne Bedenken ein Stück Gurke oder ein paar kleine Tomaten gegessen werden.

Auch ein oder zwei Salatblätter, ein Stück Paprika oder eine frisch geschälte Möhre können verzehrt werden. Gemüse bietet eine riesige Vielfalt. Auch Kohlrabi, Radieschen, Zucchini und Mairübchen bringen tolle Abwechslung in den Essensalltag. Ein aus Frischkäse hergestellter Dip ergänzt das Gemüse hervorragend und liefert das nötige Fett zur Weiterverarbeitung der Vitamine im Gemüse.

Eine andere leckere Möglichkeit ist das eigenständige Mixen eines Joghurts. Wichtig ist dabei, dass es kein gesüßter oder Fruchtjoghurt ist, sondern Naturjoghurt. Besonders griechischer Joghurt eignet sich sehr gut. Dieser kann dann mit beliebigen Toppings veredelt werden. So sind Beeren eine fruchtige Bereicherung. Alternativen sind auch Chiasamen, Haferflocken, Kakaonibs, gehackte Nüsse oder ein selbst gemachtes Kompott. Hier ein kleines Beispiel (die Zutaten sind bis auf den Joghurt frei zu ersetzen):

Joghurt mit Nüssen und Heidelbeeren

5 – 6 EL griechischer Joghurt

1 TL gehackte Haselnüsse (geröstete sind besonders lecker)

ca. 10 Heidelbeeren

Süße nach Belieben (Stevia, Xylit oder Erythrit)

> Den Joghurt in eine Schüssel geben. Die restlichen Zutaten entweder untermischen oder darauf drapieren.
>
> Guten Appetit!

Wer kennt es nicht, die Kaffee- und Kuchenzeit nachmittags mit Freunden oder der Familie kann wirklich verlockend sein. Doch für die Umstellung der Ernährung werden eisern alle Köstlichkeiten abgelehnt, während es den anderen sichtbar schmeckt. Das muss jedoch nicht unbedingt so sein, da es viele tolle Rezepte gibt, die auch bei der zuckerfreien Ernährung verwendet werden können.

Besonders Low-Carb-Rezepte stellen eine gute Möglichkeit dar. Allerdings sollte immer bewusst sein, dass das Ergebnis nicht wie „normaler" Kuchen (oder Kekse etc.) schmeckt. So können manche Anleitungen sehr „gesund" oder auch „komisch" schmecken, da der Gebrauch von alternativen Süßungsmitteln (wie Xylit, Stevia oder Erythrit) und gemahlenen Mandeln anstelle von Mehl manchmal eine andere Konsistenz und auch einen etwas anderen Geschmack haben. Die richtigen Rezepte zu finden, ist dementsprechend nicht immer einfach, aber es gibt sie. Im Folgenden sind zwei echte Leckerbissen zum Ausprobieren, deren Ergebnis kaum vermuten lässt, dass sie ohne Zucker und Mehl gebacken wurden:

Russischer Zupfkuchen (LC)

Für den Teig:

190 g gemahlene Mandeln
20 g Leinmehl
2 TL Backpulver
60 g Erythrit
60 g Xylit
1 Ei
150 g Butter (kalt)
1 Prise Salz

Vanille

Für die Füllung:

200 g Butter (flüssig)

500 g Quark

90 g Erythrit

90 g Xylit

3 Eier

Vanille

Zitronenabrieb

Zubereitung:

Alle Zutaten für den Teig miteinander zu einem Ball verrühren und für eine halbe Stunde kaltstellen. In der Zeit die Zutaten für die Füllung vermengen. Den Ofen auf 180 Grad Umluft vorheizen.

Einen Teil des Teigs beiseitelegen. Der Rest wird in einer runden Kuchenform mit den Händen ausgerollt und am Rand hochgezogen. Vorsichtig den Boden mit einer Gabel einstechen. Nun kommt die Füllung auf den ausgebreiteten Teig. Der übrige Teig wird in Zupfen auf der Quarkmasse verteilt. Den Kuchen für ca. 60 Minuten backen. Nach ungefähr 40 Minuten muss der Ofen eventuell etwas heruntergestellt werden, wenn der Kuchen obenauf schon recht dunkel ist.

Low Carb Cookies

200 g gemahlene Mandeln

80 g Frischkäse

30 g Schokostücke (min. 85 %)

0,5 TL Backpulver

120 g Butter

1 Prise Salz

1 Ei

80 g Xylit

(Vanille)

Zubereitung:

Den Ofen auf 160 Grad Umluft vorheizen. Das Ei cremig schlagen. Dann alle Zutaten zu einer homogenen Masse verrühren. Für ca. 12 bis 15 Minuten

backen. (Nach dem Auskühlen werden sie noch etwas fester.)

Falls das Ziel der zuckerfreien Ernährung der Ver-
lust von überschüssigen Kilogramm ist, sollte auch
auf die Anzahl an Kohlenhydraten aufgepasst werden, da der Körper daraus eigenständig Zucker produziert. Nudeln und Reis sind weithin beliebte Bestandteile im Speiseplan.

Eine alternative Möglichkeit dazu bieten hier die
Konjakwurzeln. Aus ihnen werden meist „Spaghetti-
Nudeln" hergestellt, aber in einigen Läden gibt es
diese auch als „Reis". Faszinierend an diesem Produkt ist die Tatsache, dass Konjaknudeln keine Kalorien enthalten und somit unbedenklich gegessen
werden können. Zudem sind sie einfach in der Verarbeitung. Fast servierfertig müssen sie nur gut ab-
gespült (Konjak-Produkte sind in einer Lake einge-
legt, die einen unangenehmen Geruch hat, das ist
normal.) und in der Soße (oder in heißem Wasser)
für zwei Minuten mitgekocht werden. Da Konjak-
Nudeln beziehungsweise -Reis geschmacklich neutral sind, ist eine gute Soße deshalb sehr zu empfehlen.

Bolognese mit Konjak-Nudeln

Zutaten für 2 Personen:

2 Packungen Konjak-Nudeln

1 Möhre

1 Zwiebel

1 Zucchini (oder Sellerie)

300 g Rindergehacktes (fettarm)

1 Knoblauchzehe

1 Dose gehackte Tomaten

1 Tasse Rinderbrühe

Lorbeerblätter

Oregano, Thymian, Salz, Pfeffer

Zubereitung:

Zwiebel, Möhre und Zucchini in kleine Würfel schneiden. Den Knoblauch hacken. Die Zwiebel mit dem Knoblauch in einem großen Topf mit etwas Wasser bei schwacher Hitze erwärmen. Die Möhren- und Zucchiniwürfel sowie Thymian, die Lorbeerblätter, Oregano, Salz und Pfeffer dazugeben und 10 Minuten köcheln lassen. Das Hackfleisch untermischen und gut durchbraten. Tomaten und Rinderbrühe gut einrühren. Die Bolognese aufkochen und mindestens 40 Minuten köcheln lassen. Die Konjak-Nudeln mit Wasser abwaschen und in die Soße geben und ca. zwei Minuten mitkochen. Schon ist die Bolognese servierbereit.

Gerade im Sommer sind eiskalte Getränke sehr beliebt, allerdings enthalten viele eine große Menge an Zucker. Daher ist es eine tolle Idee, seinen Eistee einfach selbst zuzubereiten. So weiß man zum einen genau, was hineinkommt und zum anderen kann es ein tolles Highlight für Gäste sein. Dazu werden lediglich ein aufgegossener Tee, Eiswürfel und frisches Obst benötigt. Durch die große Vielzahl an Teesorten und leckerem Obst (gerade im Sommer) kann fleißig kreiert werden. Hier ein Beispiel:

Pfirsich-Eistee

Für einen Krug:

1 l Wasser
3 Beutel Rooibos-Tee
4 Pfirsiche
12 – 15 Eiswürfel

Zubereitung:

Drei der Pfirsiche klein schneiden. Den Tee mit kochend heißem Wasser aufgießen und mit den Pfirsichstücken ziehen lassen. Die Teebeutel nach der Ziehzeit herausnehmen. Den Tee für min. eine Stunde in den Kühlschrank zum Weiterziehen stellen. Den letzten Pfirsich in Spalten mit dem Tee auf die Gläser verteilen und servieren.

Für manche ist besonders der Verzicht auf Schokolade ein großer Abschreckungsfaktor, doch es gibt mittlerweile mehrere Lichtblicke. Wer es nicht so sehr auf das Abnehmen anlegt, kann sich zum Beispiel entweder mit der Zeit an Bitterschokolade (ab 80 % Kakaoanteil) gewöhnen, die besonders zu Kaffee sehr gut schmecken kann, oder sich mit Proteinschokolade eine Freude machen (hier gibt es verschiedene Süßungsvarianten, wenn eine Schokolade beispielsweise mit Honig gesüßt wird, enthält sie deutlich mehr Kalorien, als wenn Erythrit eingesetzt wird).

Durch die stetige Entwicklung in der Ernährungsforschung und Anpassung kommen momentan immer neue und innovative Produkte auf den Markt. Ein sehr aktuelles Beispiel ist die Kakaofruchttafel.

Kakaofruchttafel

Momentan gibt es eine heiße Diskussion in den Medien zu einer neuen Schokoladensorte eines bekannten deutschen Schokoladenherstellers. Diese besteht nur aus Kakao und wird mit der der Pflanze eigenen Fruchtsüße gesüßt. Dadurch soll sie wie eine leckere Zartbitterschokolade schmecken. Das Problem, das bei diesem Produkt aufgetreten ist, befindet sich in einer Verordnung des deutschen Lebensmittelrechts, in der festgehalten wurde, dass Schokolade aus Kakao und Zuckerarten bestehen muss. Diskutiert wird nun, ob die Fruchtsüße des Kakaos als Zuckerart durchgeht oder ob der Anteil des natürlichen Zuckers zu gering ist, da nicht genau festgelegt wurde, was alles zu den „Zuckerarten" in der Verordnung gehört. Deshalb entschied sich die Firma zunächst, das Produkt als Kakaofruchttafel auf den Markt zu bringen.

Von den zunächst 2.300 produzierten Tafeln

---

sind bis auf wenige, die das Unternehmen über die eigenen Medienkanäle verlost, bereits alle ausverkauft (zum Beispiel wurde eine 57g Tafel für 51,55 € über eBay verkauft). Wann Nachschub eintrifft, konnte noch nicht festgelegt werden, da alle Rohstoffe von der firmeneigenen Plantage in Nicaragua stammen.

(Wer mehr über dieses Produkt erfahren möchte, kann sich über die „Cacao y Nada" im Internet informieren")

Ist zuckerfreie Ernährung zu empfehlen?

Nach all diesen Anregungen bleibt natürlich die große Frage, ob zuckerfreie Ernährung zu empfehlen ist oder ob es bessere Alternativen gibt.

Grundsätzlich sollte vor einer Umstellung der Ernährung jedem klar sein, was die Ziele dahinter sind. Soll abgenommen werden oder ist eine gesündere Lebensweise der Wunsch?

Danach richtet sich nämlich der Intensitätsgrad, wie strikt die Rahmenbedingungen eingehalten werden sollten. Wer mehrere Kilogramm verlieren möchte, sollte sich zunächst sehr streng an zucker-freie Produkte halten und sogar Richtung Low Carb gehen und möglichst sehr kohlenhydrathaltige Produkte vermeiden. Dadurch wird der Körper mit dem Blutzuckerspiegel wieder beruhigt und gleichzeitig dazu gebracht, die eingelagerten Fettpolster anzugehen. So lassen sich gerade zu Beginn recht schnell gute Ergebnisse auf der Waage erkennen. (Wichtig ist das Dranbleiben, da es mit der Zeit schwieriger wird, die überzähligen Kilos loszuwerden.) Wenn aber „nur" eine gesündere Lebensweise bevorzugt wird, reicht es vollkommen, sich wieder auf natürliche Produkte wie Gemüse, Obst, Fisch und Fleisch zu besinnen.

Außerdem hilft die zuckerfreie Ernährung dabei, den Geschmackssinn zu normalisieren und dann sogar zu verbessern, wodurch alle Lebensmittel mit der Zeit viel intensiver und natürlicher schmecken.

Selbst das Hautbild kann sich durch den Verzicht auf mit Haushaltszucker versetzte Produkte verbessern. Die Wissenschaft arbeitet unermüdlich daran, den Alterungsprozess besser zu erforschen. Gerade die Faltenbildung im Alter ist für die Forscher von hoher Priorität. So wurde festgestellt, dass Zucker mit Proteinen reagiert und sie verändert.

Die Antwort auf diesen Prozess ist eine starke Glykierung oder besser verständlich: Menschen altern schneller, denn der Zucker nimmt Einfluss auf Collagen und Elastin. Die Haut bildet also früher Falten. Genauso steigert sich das Energielevel zunehmend, da der Körper weniger mit ständigen Schwankungen des Blutzuckerspiegels zu kämpfen hat und somit nicht mehr „in ein Loch" fällt (z. B. die typische Müdigkeit nach dem Essen [besonders die Kaffee- und Kuchenzeit lädt dem Körper viel Arbeit auf]). Dadurch entstehen ein fitteres und gesünderes Körpergefühl und eine bessere Stimmung.

Zusätzlich erlernt jeder einen besseren Umgang mit Lebensmitteln und erkennt bald den Gehalt von natürlichen und frischen Produkten, was eventuell sogar zu einem nachhaltigeren Denken führen kann, da durch Obst und Gemüse wieder mehr frisch zubereitet wird und nicht mehr so viel auf Lager gekauft werden kann, wodurch weniger in den hinteren Winkeln von Schränken und besonders dem Kühlschrank schlecht werden könnte.

Allerdings gibt es einen negativeren Aspekt, den die zuckerfreie Ernährung mit sich bringt: nämlich die Kosten. Das Besinnen auf Obst- und Gemüsewaren statt fertigen Produkten wie Pizza und Tiefkühlwaren oder Brot und Pasta wird auf den

Kassenzetteln durchaus sichtbar. Wer sich ab und zu auch einmal etwas backen möchte, wird höchstwahrscheinlich auf alternative Süßungsmittel wie Stevia (ca. 10 – 12 € pro Kilo), Xylit (ab ca. 11 € pro kg) und Erythrit (ab 7 € das Kilo) zurückgreifen. Auch diese sind mit rund zehn Euro pro Kilogramm nicht gerade günstig. Genauso sieht es bei den Nüssen aus (in den meisten zuckerfreien-/Low-Carb-Rezepten werden gemahlene Mandeln oder Mandelmehl anstatt des normalen Mehls verwendet), die rund das Zehnfache von Mehl (pro Kilo knapp 1 €) kosten.

Wer diesen letzten Aspekt jedoch nicht scheut, tut sich und seinem Körper mit der Umstellung auf zuckerfreie Ernährung nur Gutes und schützt sich gleichzeitig vor Krankheiten wie Diabetes oder einer Fettleber (die jeweils zu weiteren Krankheiten führen könnten). Dadurch können auf gesunde und leckere Art auch gleich ein paar Kilogramm verloren werden, ohne dass extra viel Sport getrieben werden muss (Bewegung ist natürlich trotzdem zu empfehlen).

Herstellung und Verlag:
BoD – Books on Demand, Norderstedt
ISBN: 9783753425535

© Frauke Berghaus 2020
1. Auflage
Kontakt: Psiana eCom UG/ Berumer Str. 44/ 26844 Jemgum
Covergestaltung: Fenna Larsson
Coverfoto: depositphotos.com

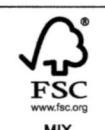